AF308811

DU

VARICOCÈLE

DE LA

QUEUE DE L'ÉPIDIDYME

PAR

J.-Louis DOUMENGE,

Docteur en médecine de la Faculté de Paris,
Ancien interne des hôpitaux et hospices civils de Paris,
Médecin-chirurgien de l'hôpital des Enfants, à Forges-les-Bains (Seine-et-Oise)
(Concours 1875.

PARIS

A. PARENT, IMPRIMEUR DE LA FACULTÉ DE MÉDECINE

RUE MONSIEUR-LE-PRINCE, 29-31

1875

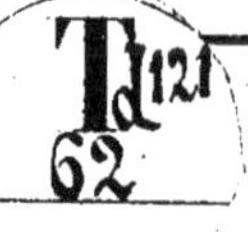

DU

VARICOCÈLE

DE

LA QUEUE DE L'ÉPIDIDYME

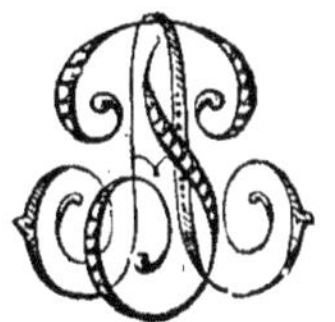

DU
VARICOCÈLE

DE LA

QUEUE DE L'ÉPIDIDYME

PAR

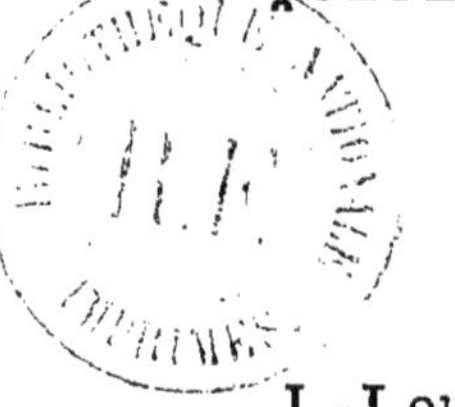

J.-Louis DOUMENGE,

Docteur en médecine de la Faculté de Paris,
Ancien interne des hôpitaux et hospices civils de Paris.
Médecin-chirurgien de l'hôpital des Enfants, à Forges-les-Bains (Seine-et-Oise)
(Concours 1875).

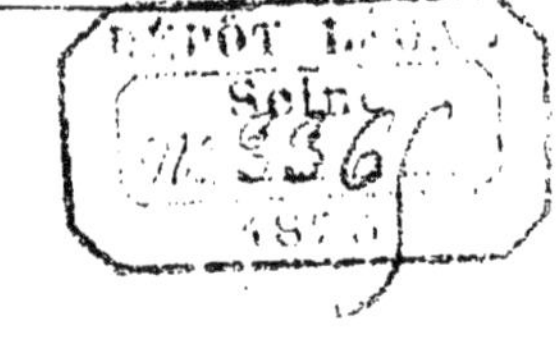

PARIS

A. PARENT, IMPRIMEUR DE LA FACULTÉ DE MÉDECINE

RUE MONSIEUR-LE-PRINCE, 29-31

1875

DU

VARICOCÈLE

DE

LA QUEUE DE L'ÉPIDIDYME

En 1832, Landouzy écrivait déjà : « On trouverait diffi-
cilement dans le cadre nosologique une maladie qui ait
été moins étudiée que le varicocèle. » Pourtant, les
anciens connaissaient peu cette affection, il n'en est
point question dans les œuvres d'Hippocrate, et nous.
trouvons dans Pott et Boyer des exemples de chirur-
giens habiles qui confondent le varicocèle avec une
hernie épiploïque. Cela est si vrai que quelques-uns de
ces auteurs ont conseillé d'appliquer des bandages qui
étaient de nature à aggraver le mal. C'est Celse le premier qui distingue d'une façon nette et précise les
varices du cordon, de l'épididyme et du scrotum quand
il dit : « Exintortæ conglomeratæ que (venæ) a supe-

riore parte vel ipsum scrotum implent, vel mediam tunicam vel imam. » (*De re medica, lib.* 7, 11).

Tous les auteurs depuis Celse ont réservé un chapitre pour cette affection, et de nombreux travaux, articles de journaux ou thèses ont été publiés, touchant de préférence certaines parties de son histoire, et nulle part nous ne trouvons décrit d'une façon claire le varicocèle de la queue de l'épididyme qui, se trouvant parfois isolé, forme une tumeur dont le diagnostic peut être difficile à établir.

Notre but dans ce travail, que les circonstances nous obligent à faire en toute hâte, n'est pas d'étudier à fond le varicocèle. En bornant nos recherches à l'étude de cett affection au niveau de la queue de l'épididyme, nous voulons essayer d'éclairer le diagnostic des tumeurs que les dilatations vasculaires forment à l'origine du faisceau funiculaire des veines du cordor tumeurs qui nous paraissent être passées jusqu'à présent inaperçues.

Après une description rapide des veines du testicule de l'épididyme et du cordon, nous aborderons l'anatomie pathologique de la tumeur, ses symptômes et son diagnostic ; nous ne dirons qu'un mot du traitement palliatif du varicocèle ordinaire, le seul à employer.

Mais, avant d'entrer dans le cœur de notre sujet, qu'il nous soit permis de remercier ici notre excellent maître, M. Lannelongue, et pour nous avoir suggéré l'idée de ce travail, et pour les bons et savants conseils qu'il nous a donnés dans le courant de notre internat.

I. — ANATOMIE.

Comme l'a très-bien démontré M. Périer (thèse, 1864) les veines du testicule convergent vers la partie supérieure de cette glande, perforent la tunique albuginée vers la partie moyenne du bord supérieur, se placent en dedans de l'épididyme et vont former un gros faisceau qui se porte directement en haut pour faire partie du cordon. Mais toutes les veines du testicule ne perforent pas l'albuginée à la portion moyenne de son bord supérieur ; il y en a qui traversent cette enveloppe au niveau de la tête de l'épididyme, d'autres au niveau de la queue, et vont toutes se jeter dans les veines de cet organe dont les troncs principaux sont situés sur son bord supérieur. Comme l'épididyme, les troncs vasculaires forment des circonvolutions et constituent une anse dont les extrémités se relèvent : l'antérieure au niveau de la tête, la postérieure au milieu de la queue. Parties de l'extrémité antérieure de cette anse, les veines épididymaires se portent en haut à la rencontre des veines testiculaires proprement dites, se confondent avec elles intimement et se terminent ensemble : celles du côté droit dans la veine cave, celles du côté gauche au contraire dans la veine rénale. Ce faisceau veineux est situé en avant du canal déférent ; on trouve derrière lui ou dans son intérieur l'artère spermatique. Mais ce faisceau ne contient pas la totalité des veines de l'épididyme et du cordon. De l'extrémité postérieure de l'anse vasculaire, au point où le canal déférent semble prendre naissance, part un second faisceau très-distinct, placé derrière ce canal, qu'il suit jusqu'à l'anneau inguinal interne, pour se jeter là dans la veine épigastrique. C'est à l'origine de ce faisceau postérieur ou funiculaire, c'est-à-dire au niveau de la queue de l'épididyme, que se forment des tumeurs de volume variable que nous allons étudier, et dont nous rapportons plusieurs observations.

II. — Anatomie pathologique.

La tumeur siége de préférence à gauche, nous l'avons pourtant observée des deux côtés à la fois; mais dans ces cas le volume était prédominant sur la queue de l'épididyme gauche; elle peut exister seule ou être accompagnée de la dilatation plus ou moins considérable des veines formant les faisceaux spermatiques et funiculaires du cordon ou bien de l'un de ces faisceaux isolément. Dans ces cas, où il existe un varicocèle du cordon, le diagnostic de la tumeur devient plus facile si l'attention a été attirée sur ce genre de lésions. Le volume de l'induration varie depuis celui d'un pois jusqu'à celui d'une grosse noix. A l'ouverture de la vaginale, on trouve en général la tête de l'épididyme complètement libre dans la séreuse, le corps se confondant d'ailleurs plus ou moins avec la tumeur de la queue. La couleur de cette masse est variable; d'un aspect gris terne lorsque les vaisseaux sont entourés d'une grande quantité de tissu cellulaire, elle devient bleuâtre au contraire lorsqu'ils sont simplement accolés les uns aux autres; la tête de l'épididyme et le testicule lui-même sont en général plus ou moins congestionnés, en raison de la difficulté créée par la tumeur à la circulation en retour. Si l'on fait une coupe du testicule et qu'on essaie d'enlever l'albuginée, on remarque que cette enveloppe adhère à la pulpe par l'intermédiaire d'un riche chevelu formé par des veinules tortueuses qui, semblables à celles de la pie-mère, plongent dans l'intérieur de la substance glandulaire; certaines de ces veinules rampent à la surface interne de l'albuginée qu'elles finissent par amincir en raréfiant son tissu : de là des godets à orifices elliptiques, de véritables lacunes, des espèces de gouttières analogues à celles qu'on trouve sur le tibia des sujets fortement variqueux. La dilatation ne s'est pas opérée simplemement sur l'épididyme, où l'on voit les plus petites veinules grossies elle s'étend jusque sur les petites veines testiculaires,

soit que cette lésion ait été primitive, représentant ainsi
le premier degré du varicocèle, soit qu'elle ait été con-
sécutive, produite à la suite de la dilatation des veines
du cordon et de l'épididyme. La coupe de la tumeur
elle-même est rouge et donne pendant quelque temps
par la pression une assez grande quantité de sang. Une
fois bien lavée, on observe à sa surface un véritable
crible formé par les orifices des nombreux vaisseaux
sectionnés. La masse en effet est formée de veines dilatées et d'une substance cellulaire amorphe plus ou
moins abondante qui constitue une gangue dans laquel'e
se trouvent enroulés les vaisseaux, aussi leurs orifices
à la surface de la coupe sont tantôt très-rapprochés les
uns des autres, presque accolés, tantôt séparés d'un ou
plusieurs millimètres, suivant l'abondance de la substance
conjonctive. Au milieu de cette masse on retrouve la
queue de l'épididyme et l'origine du canal déférent
intactes, ne participant ainsi que pour une faible part
à sa formation. La coupe de la tumeur que nous avons
fait représenter ressemble assez à celle des corps caver-
neux, avec cette différence toutefois que les orifices vasculaires sont de grandeur très-variable et que la substance conjonctive étant assez abondante ; les cloisons se
trouvent plus épaisses que celles des corps spongieux.
Dans cette même pièce nous voyons le faisceau spermatique extrêmement fléxueux, les veines y sont dilatées
et très-allongées, elles paraissent plus nombreuses

parce que les veines capillaires ont pris part à la dilatation. Les tuniques y sont épaisses, aussi certains vaisseaux coupés dans la dissection restent-ils béants et présentent l'aspect des artères. Deux fois sur trois nous avons trouvé un épanchement plus ou moins considérable dans la vaginale coïncidant avec un certain degré d'atrophie du testicule. Sur la pièce représentée à la fin de notre travail : le testicule est diminué des deux tiers. Il est difficile ici de faire la part de l'action du varicocèle et de l'hydrocèle sur l'atrophie de la glande ; ne savons-nous pas d'ailleurs qu'il n'est guère d'individus qui, dans les conditions normales n'aient pas un testicule plus gros que l'autre. Néanmoins le sujet qui nous a fourni la pièce dessinée, porteur de deux hydrocèles peu volumineuses d'ailleurs, ainsi que de deux varicocèles de la queue, avait les deux glandes notablement atrophiées de sorte que nous n'hésitons pas à penser que l'une de ces deux affections : hydrocèle et varicocèle, peut-être les deux, exercent une influence fâcheuse sur la nutrition des testicules, sans que nous puissions faire la part de l'action isolée de chacune d'elles.

III. — Symptomatologie.

En général, les sujets porteurs de varicocèle de la queue n'éprouvent aucune douleur et croient avoir un

testicule parfaitement normal, aussi est-ce presque
toujours à l'occasion d'une hydrocèle ou d'un varicocèle
concomitant du cordon produisant de la gêne et du
tiraillement sur ces parties qu'on découvre la tumeur;
elle est située au niveau de l'extrémité postérieure de
l'épididyme et empiète plus ou moins sur le corps de
cet organe. Jamais nous ne l'avons vue atteindre la tête
qui reste libre dans la vaginale. Située en dehors de
la séreuse, la masse variqueuse se trouve placée immé-
diatement sous la peau qui a conservé son aspect normal et glisse librement sur elle. Par son poids elle tend
à gagner la partie la plus profonde du scrotum, le cordon se trouve ainsi tiraillé et allongé, ce qui peut
devenir une cause de gêne, de pesanteur dans cette
région, surtout chez les vieillards, leurs tissus étant
flasques et n'opposant aucune résistance aux plus
légères tractions. La première chose qui frappe le
clinicien à l'examen des testicules, c'est la dureté de la
queue de l'épididyme quand le varicocèle est peu
accentué et son volume considérable lorsqu'il est au
contraire très-accusé. Par la pression on ne développe
aucune douleur, à moins toutefois que l'on n'agisse en
même temps sur le testicule lui-même, auquel cas on
provoque la douleur caractéristique du testicule froissé,
ce que le malade ne manque pas de faire observer. Si
la tumeur étant saisie entre les doigts, on imprime
à la peau des mouvements de va et vient, on a la sen-

sation d'une surface comme chagrinée, où se trouverait
une série alternative de saillies et de dépressions ; la
tumeur est d'ailleurs dure, donnant assez bien lieu à
une sensation fibreuse ; nulle part, bien entendu, la
mollesse caractéristique et la sensation de paquets de
ficelle ou de vers que l'on trouve dans le varicocèle du
cordon. Cette tumeur englobe en général, quand elle
est un peu développée, une portion du corps de l'épididyme, mais jamais nous ne l'avons vue s'étendre
jusqu'à la tête qui reste parfaitement libre, toujours
accessible par la palpation au niveau de l'extrémité
antérieure du bord postérieur de la glande. Deux fois
sur trois nous avons observé, en même temps que le
varicocèle, un certain degré d'hydrocèle sans que nous
puissions nous prononcer sur le rapport de cause à
effet qui peut exister entre ces deux lésions. Dans ces
cas d'hydro-varicocèle le poids de la tumeur vasculaire
est un agent de plus qui s'ajoute aux dispositions de la
vaginale pour entraîner le testicule en arrière et en
bas. Si la quantité de sérosité est peu considérable par
rapport à la capacité de la séreuse relâchée, la tumeur
liquide se laisse aplatir, et l'on peut saisir avec deux
doigts le testicule et la queue de l'épididyme augmentée
de volume, et apprécier avant toute opération les
rapports qui existent entre la tumeur et la glande,
ainsi que le degré plus ou moins considérable d'atrophie de cette dernière. Deux fois nous avons pu poser

ainsi un diagnostic très-exact de la nature de la tumeur
et de l'atrophie du testicule, grâce à la laxité de la vaginale. Que si, au contraire, la séreuse est très-résistante,
il est impossible d'arriver sur la glande, néanmoins la
queue volumineuse située eu dehors de la vaginale
proémine légèrement en bas et en arrière, et l'on peut
déjà soupçonner la nature de la lésion, surtout si l'on
observe du varicocèle du cordon. Quand on constate la
translucidité de l'hydrocèle, on remarque que cette
tumeur, continue au testicule, est aussi opaque que lui.

En général, en même temps qu'il existe du varicocèle
de la queue, les vaisseaux du cordon sont plus ou moins
dilatés, augmentent d'une façon assez marquée le volume de la région; ils donnent à la palpation une sensation de paquets de vers entrelacés, symptôme pa-
thognomonique du varicocèle ordinaire. Mais il nous
est arrivé de ne rien trouver sur le trajet du cordon;
dans ces cas, en général, la tumeur de la queue de l'é-
pididyme était peu volumineuse, mais elle était dure,
marronnée, présentant tous les caractères décrits plus
haut. Toutes nos observations ont été prises sur des
vieillards; ce qui nous laisse penser que le varicocèle
de la queue est peut-être le dernier vestige symptoma-
tique de cette affection plus généralisée chez l'adulte.
Nous avions tout d'abord pensé qu'il pouvait être le
résultat d'un traitement chirurgical, la circulation en
retour étant obligée de se faire par le faisceau des

veines funiculaires lorsqu'on a lié le faisceau spermatique. Mais nos malades n'avaient jamais été opé-
rés de leur varicocèle qui n'avait occasionné aucune
douleur. Presque tous ignoraient l'affection qu'ils
portaient et entraient dans le service, soit pour une
hydrocèle, soit pour une autre affection. Nous avons
suivi pendant six mois le malade, dont la pièce
a été dessinée, et jamais nous n'avons constaté le
moindre changement dans la tumeur. Nous pensons,
qu'arrivé à cette période, ce genre de varicocèle reste
tout à fait stationnaire, ne produisant d'ailleurs aucune
gène au malade.

Il nous est arrivé plusieurs fois de ne pas trouver des
spermotozoaires dans les vésicules séminales, de sorte
qu'il resterait à étudier si la tumeur englobant la
queue de l'épididyme n'exercerait pas sur elle ou
sur l'origine du canal déférent, une compression telle,
que le liquide séminal trouvât là un obstacle infran-
chissable. Si, à la suite de plusieurs recherches, on ar-
rivait à se convaincre qu'il existe des spermatozoaires
dans la tête de l'épididyme, alors qu'on n'en trouve
aucune trace dans le canal déférent et les vésicules séminales, l'existence de la barrière serait bien démon-
trée. Cette étude ne pourra guère être faite que sur les
vieillards où l'on trouve surtout ce genre de tumeurs,
aussi ne faudra-t-il pas se laisser arrêter, dans ses in-
vestigations, par la considération de l'âge, car les re-

cherches de notre excellent maître M. le Dr Lannelongue, auxquelles nous avons eu l'honneur d'assister,
nous ont démontré clairement qu'on peut trouver
dans les voies spermatiques des spermatozoaires jusqu'à
l'âge le plus avancé, pourvu toutefois que la vaginale
n'ait pas été oblitérée et que la glande ne soit pas le
siége d'une affection organique trop avancée.

DIAGNOSTIC.

OBSERVATION I   Le 30 janvier 1874, nous fûmes
prié par notre chef de service, M. Lannelongue, de
prendre une observation relative au genre de tumeurs
que nous étudions, et que nous ne connaissions pas
encore, n'en ayant fait jusqu'alors aucune autopsie.
Voici d'ailleurs l'observation copiée textuellement, on
jugera de notre embarras :

Le malade porte dans son scrotum une tumeur dé-
passant légèrement le volume d'un gros œuf, de forme
ovoïde, et à grand axe vertical ; la peau glisse librement sur elle et a conservé ses propriétés normales.
Quand on saisit la tumeur entre les mains, on s'aperçoit
bien vite qu'elle est composée de deux parties ; l'une,
plus volumineuse, molle, légèrement fluctuante ; elle
est translucide et par suite formée d'une accumulation
de sérosité dans la tunique vaginale. Le testicule paraît

porté en bas et en arrière, quoiqu'il ne soit pas facile de le saisir, et que nous en jugions plutôt par son opacité que par la palpation directe. La lumière transmise ne nous permet pas de retrouver l'épididyme étalé, ce qui nous fait supposer qu'il n'est pas très-distendu; la quantité du liquide d'ailleurs n'est pas très-considérable. La transparence, la mollesse et la fluctuation nous permettent d'affirmer l'existence d'une hydrocèle qui est peu développée, et qui n'est peut-être que l'épiphénomène d'une affection plus importante.

En effet, à l'extrémité inférieure du grand axe de la tumeur et au niveau de la queue de l'épididyme, on trouve une masse de la grosseur d'une noisette qui se prolonge sur la partie postérieure du corps ; elle est irrégulière, légèrement bosselée, adhérente à la tumeur générale, mais paraissant proéminer en dehors de la vaginale, très-dure, complètement opaque, et presque insensible même à une pression considérable ; cette masse a son analogue au niveau du testicule du côté opposé et ici comme là la peau présente une grande mobilité. Si nous considérons que les deux épididymes sont également atteints, que le malade n'a éprouvé aucune douleur spontanée ou provoquée, que les ganglions iliaques ne sont nullement engorgés, nous pouvons rejeter l'idée d'une tumeur maligne ; il nous reste donc le tubercule : mais ce produit se développe habituellement sur un seul testicule, rarement sur les deux ;

Doumenge.   2 il débute par la tête de l'épididyme, tandis qu'ici la production morbide occupe la queue ; de plus, il s'accompagne de douleurs modérées ; ici, point de douleur. Épanchement vaginal considérable, alors qu'il n'y en a pas ou presque pas dans le cas de tubercule. Si j'ajoute qu'on ne trouve rien ni à la prostate, qui n'est même pas hypertrophiée, ni aux vésicules séminales, ni dans le canal déférent, à l'exception d'un peu de varicocèle, nous pouvons rejeter l'idée du tubercule ; le malade n'étant point syphilitique, nous nous trouvons en présence d'une tumeur ne ressemblant en rien à aucune de celles décrites dans les maladies des testicules.

Et nous ajoutions : nous pensons qu'il s'agit ici d'un épaississement de la queue de l'épididyme ou d'une espèce de sclérose de cet organe, résultat de l'âge ou d'une ancienne vaginalite, ne comportant d'ailleurs aucune gravité dans le pronostic.

Aujourd'hui, instruit par les autopsies signalées plus loin, nous dirions : tumeur formée par un varicocèle de l'origine du faisceau funiculaire du cordon au niveau de la queue de l'épididyme. Le siége de la tumeur, l'absence complète de douleur, sa surface un peu irrégulière, la présence d'un varicocèle du cordon, tels sont les éléments principaux du diagnostic.

Les affections du testicule qui s'offrent le plus fréquemment à l'observation du chirurgien sont : les testicules syphilitiques, tuberculeux et cancéreux, les kystes de l'épididyme, beaucoup plus rarement le fongus. Ce dernier n'a rien de commun avec le varicocèle, car on ne le trouve que sur un testicule ; il débute sur la glande elle-même, soit à la surface, soit à la profondeur : il est le siége de douleurs spontanées, souvent peu prononcées, mais il est sensible à la pression ; son volume est beaucoup plus considérable ; il égale, en général, celui du poing, il présente de grosses bosselures qui ne tardent pas à s'ulcérer pour former des bourgeons énormes qui se distinguent de l'ulcération cancéreuse en ce qu'ils sont rarement le siége d'hémorrhagies. Il n'est pas possible de confondre la tumeur variqueuse avec le cancer qui, siégeant aussi sur un seul testicule, débute par le corps de l'organe, donne lieu à des douleurs lancinantes spontanées, tandis que la pression est peu douloureuse, son volume est en général extraordinaire ; des veines se dilatent à la surface du scrotum, la tumeur se ramollit en certains points, s'ulcère pour donner lieu à des hémorrhagies très-tenaces ; de plus, les ganglions iliaques et lombaires s'engorgent, s'ils ne l'étaient pas déjà ; la cachexie enfin, les antécédents héréditaires constituent encore des données qui ne permettent pas d'hésiter un instant sur son diagnostic. Il ne nous reste donc plus que le testicule syphilitique, les kystes de l'épididyme et le tubercule de cet organe qui seront susceptibles dans certains cas de nous induire en erreur.

Le testicule syphilitique, en effet, comme le varicocèle, siége sur les deux testicules et débute par l'épididyme ; comme lui, il présente une surface chagrinée et
un épanchement vaginal plus ou moins considérable,
mais on observera de plus que dans le varicocèle de légères douleurs spontanées dansl'intérieur de la glande.
On constatera ensuite, dans la majorité descas, des acci-
dents syphilitiques divers: plaques muqueuses, gommes
et ganglions.

Les kystes de l'épididyme ne pourraient guère être
confondus avec notre varicocèle ; ils siégent presque
toujours au niveau de la tête de l'organe, sur sa face
externe, sont le siége parfois de douleurs vives, ac-
quièrent le volume d'une noix et plus, mais présentent
une surface lisse , uniforme, excepté dans les cas de
kystes multiples; ils sont fluctuants et translucides, tous
caractères bien différents de ceux que nous assignons à
notre tumeur.

Il n'y a que le tubercule qui puisse être vraiment
embarrassant. Il faudra se rappeler que, contrairement
au varicocèle, le tubercule siége en général au niveau
de la tête sur un seul testicule ; mais cette loi n'est pas
constante, et nous avons eu l'occasion de le trouver lo-
calisé à la queue ; dans tous les cas il est le siége de
douleurs modérées, il est vrai, mais de nature inflammatoire. Rien de pareil pour le varicocèle ; son volume
d'ailleurs devient en général beaucoup plus considérable

que celui de ce dernier ; la peau finit par adhérer à la tumeur qui se ramollit et donne lieu à des trajets fistuleux suppurant sans cesse ; à cette période il n'est plus question du diagnostic ; la fistule le distingue de toutes les autres affections de la glande, à moins , toutefois, de l'abcès central qui, après s'être ouvert à l'extérieur, peut suppurer pendant des années, comme nous avons eu l'occasion d'en observer un cas qui n'a été guéri que par l'amputation de l'organe. Dans le cas où le tubercule siégerait sur la queue de l'épididyme et qu'il ne serait pas le siége d'une douleur appréciable, il faudrait, pour établir le diagnostic, voir si d'une part le cordon n'est pas le siége de varicocèle, et si d'autre part on ne trouve point sur la prostate et les vésicules séminales d'indurations sensibles par le toucher rectal ; dans le premier cas, on sera plutôt en présence du varicocèle de la queue, dans le second, au contraire, il s'agira probablement de tubercule, surtout s'il a existé des manifestations scrofuleuses pendant l'enfance et si le sujet est né de parents scrofuleux ou phthisiques. Nous ne pensons pas qu'on éprouve jamais la moindre difficulté pour établir le diagnostic entre la tumeur variqueuse de la queue de l'épididyme, le fongus, les kystes et le cancer ; aussi ne les faisons-nous pas entrer dans le tableau suivant, où nous mettons en regard les signes distinctifs du testicule syphilitique, du tuberculeux et du varicocèle de la queue de l'épididyme.

DIAGNOSTIC.

	TESTICULE SYPHILITIQUE.	TESTICULE TUBERCULEUX	VARICOCÈLE DE LA QUEUE.
DÉBUT.............	Epididyme.	Tête de l'épididyme.	Queue de l'épididyme.
SIÉGE.............	Deux testicules.	Un seul, rarement deux.	Souvent deux.
DOULEUR..........	Douleurs spontanées faibles, insensibilité complète à la pression.	Douleurs modérées de nature inflammatoire.	Point de douleur ni spontanée ni provoquée.
SURFACE..........	Surface chagrinée, bosselée au niveau de l'épididyme.	Bosselures au début, adhérences plus tard.	Surface chagrinée, légèrement bosselée.
FISTULE..........	»	Fistule suppurant à la fin.	»
CORDON...........	»	Tuméfié, présente souvent des nodosités.	Souvent siége de varicocèle.
ÉPANCHEMENT......	Veritable hydrocèle.	Rarement un peu d'épanchement.	Assez souvent hydrocèle.
SYMPTOMES GÉNÉRAUX...........	Accidents syphilitiques.	Scrofule, phthisie, tubercules de la prostate et des vésicules séminales.	»
ANTÉCÉDENTS.......	Maux de gorge, roséole, plaques muqueuses.	Scrofules de l'enfance.	Ancien varicocèle.

Obs. II. — Le 1er janvier 1874, le nommé Goutret (Nicolas), âgé de 78 ans, est reçu salle Saint-Prosper, n° 15. Ecoulement uréthral à l'âge de 20 ans ; il nie toute inflammation du côté des bourses ; pourtant sur la queue de l'épididyme du testicule gauche il existe une induration de la grosseur d'une noisette, inégale et insensible à la pression ; elle s'étend sur la moitié du corps. La tunique vaginale et le reste de l'organe paraissent sains, il n'y a pas de varicocèle.

A droite, on trouve également du côté de la queue une induration bosselée et allongée dans le sens du corps de l'épididyme, comme à gauche.

Autopsie. Mars 1874. — *Testicule gauche.* La cavité vaginale ouverte, on ne remarque rien d'anormal, point d'adhérences. Nous trouvons au niveau de la queue de l'épididyme cette masse considérable qui formait l'induration dont parle l'observation. Or, sa dissection montre que l'épididyme ne prend aucune part à sa formation. Il la traverse en se continuant avec le canal déférent, qui est peut-être un peu épaissi. La tumeur est formée par un amas de vaisseaux variqueux qui enlacent les sinuosités de la queue. Ces vaisseaux sont compris dans une gangue extérieure à l'épididyme, épaisse, fibroïde, qui les recouvre en les appliquant sur la queue de l'organe. En eux-mêmes ces vaisseaux sont dilatés, tortueux, et offrent un exemple de varicocèle. Cette dilatation se continue sur la tête de l'épididyme et sur le cordon pendant un certain trajet, mais cesse ensuite.

Testicule droit. — Même état, mais à un degré moins accusé.

Examen microscopique. — Malgré l'âge et ces altérations, nous trouvons des spermatozoaires sur tout le trajet des voies spermatiques.

Obs. III. — Le nommé Mondet, âgé de 87 ans, reçu dans nos salles le 23 février 1874, n'accuse comme antécédents, du côté du système génital, qu'une uréthrite contractée à l'âge de 25 ans. Elle dura peu et ne paraît pas s'être compliquée d'orchite. L'examen de ses testicules montre, à droite, un organe normal ; à gauche, la queue de l'épididyme a le volume d'une noix. Cette masse s'étend sur le corps, mais laisse la tête complètement libre. Elle présente des inégalités à sa surface qui laissent la peau libre de toute adhérence. Il existe dans la vaginale une légère couche de liquide épanché.

Le gonflement de la queue nous paraît être de nature inflammatoire et correspondre à une vaginalite partielle.

Ce malade a deux calculs dans la vessie, l'un de deux centimètres de diamètre environ, l'autre plus petit.

Autopsie 15 mai 1874. — Il existe dans la vaginale un épanchement sanguin déjà ancien ; la séreuse ne présente pourtant aucune fausse membrane à sa sur-

face, pas plus sur le feuillet viscéral que sur le feuillet
pariétal. Sur la queue de l'épididyme, on trouve sous la
séreuse cinq petits épanchements sanguins et un gros
paquet de vaisseaux variqueux. Ici l'hématocèle n'est
pas causée par la rupture des vaisseaux d'une fausse
membrane, puisqu'il n'en existe pas de traces, mais
sans doute par l'ouverture d'une veine variqueuse de
l'épididyme. Les épanchements sanguins multiples de
la queue reconnaissent probablement la même cause.

Nous ne trouvons pas de spermatozoïdes dans les vésicules séminales.

Les deux calculs diagnostiqués se trouvent dans le
bas-fond de la vessie.

Obs. IV. — Nous l'avons prise à l'amphithéâtre le
26 mai 1874, sur un sujet de 81 ans, n'ayant pas ap-
partenu à notre service.

Les testicules paraissent sains, mais les deux épididymes sont le siége d'un varicocèle extrêmement prononcé. Les vaisseaux y sont très-nombreux et donnent
à l'organe une couleur presque noire, couleur contras-
tant singulièrement avec celle du testicule qui est assez
pale, sans qu'il soit pourtant anémié. Le varicocèle est
surtout prononcé au niveau de la queue de l'épididyme
gauche, où il forme là une tumeur de la grosseur d'une
noisette, un peu inégale, dure et dont le diagnostic
peut-être très-difficile.

On ne trouve de spermatozoïdes dans aucun point de l'épididyme, siége de varicocèle et d'un état scléreux assez marqué, ni dans aucune des vésicules séminales.

OBS. V. — Le nommé Pénot, âgé de 78 ans, entre dans nos salles de chirurgie, le 17 avril 1874. Il est porteur d'une hydrocèle double, molle, flasque, avec varicocèle plus considérable à gauche qu'à droite.

Testicule gauche. — La queue de l'épididyme présente le volume d'une grosse noix, la tête est seule libre, le corps de l'organe étant à moitié englobé par la tumeur, toutes ces parties conservent d'ailleurs leur position normale. Cette tumeur de la queue, qui est un varicocèle, est marronnée, avec des inégalités à sa surface. Elle occupe la partie la plus inférieure du scrotum sous la peau, et elle est totalement en dehors de la poche de la vaginale. Au-dessus et en avant se trouve l'hydrocèle proprement dite, qui a environ le volume du poing. Ses parois sont lâches, dépressibles, et l'on trouve par la palpation, au milieu du liquide, le testicule qui occupe la partie postérieure de la tumeur, au-dessus de la saillie que forme la queue ; on le mobilise sur cette queue, et par la pression on y développe la sensibilité qui lui est propre et qui paraît être un peu plus marquée chez le vieillard que chez l'adulte. Le varicocèle occupe aussi le cordon.

Testicule droit. — Même [état, moins prononcé, avec cette autre particularité que le testicule droit est plus petit et l'a toujours été, le gauche ne représentant d'ailleurs que le tiers ou la moitié au plus du vo'ume d'un testicule normal. Ce malade a eu une blennorrhagie, mais jamais d'orchite Il succombe le 15 novembre avec de la gangrène sèche des extrémités.

Autopsie, 16 novembre 1874. — *Testicule gauche.* La vaginale ouverte, nous observons la tumeur de la queue de l'épididyme qui a la grosseur d'une noix et empiète sur le corps, tout en laissant la tête libre de toute adhérence. La surface de la coupe de cette tumeur est criblée d'orifices vasculaires plus ou moins serrés. En certains endroits, ces orifices sont presque au contact ; ailleurs ils sont séparés par la substance cellulaire. La tumeur tout entière est formée de vaisseaux tortueux et de substance conjonctive qui les unit. En disséquant les éléments du cordon, nous remarquons que les veines spermatiques sont très-flexueuses et dilatées, tandis que nous ne trouvons pas les veines funiculaires, le varicocèle siégeant simplement au niveau de la queue et ne remontant pas dans le cordon sur le faisceau funiculaire. (Pl. I, II.)

Testicule droit. — L'induration de la queue est aussi formée par un amas de vaisseaux entrelacés, moins nombreux que du côté gauche.

TRAITEMENT.

Toutes les fois que le varicocèle de la queue se compliquera d'hydrocèle, il faudra traiter cette dernière par la ponction, la pression du liquide sur l'épididyme pouvant gêner la circulation en retour et devenir ainsi une cause active de varicocèle. Quant au traitement de l'affection elle-même, il ne pourra être que palliatif, se bornant à soulever le testicule du côté de l'anneau, soit au moyen d'un suspensoir bien fait ou de tout appareil diminuant la capacité du scrotum. Pour cela on peut, comme le conseillait Hervez de Chégoin, pour le varicocéle ordinaire, repousser les testicules dans l'anneau, en maintenant les bourses serrées à l'aide d'un lien. Divers expédients ont été imaginés pour soutenir le testicule ; les principaux sont : l'anneau métallique de Wormald, et l'anneau de caoutchouc de Richard (du Cantal). Le premier est fait de fils d'argent ouatés et recouverts de cuir bouilli ; il a environ trois centimètres de diamètre. On attire dans son intérieur le scrotum, en repoussant en haut le testicule, puis on presse sur l'appareil de façon à l'aplatir. Le scrotum ainsi serré, le testicule reste à la partie supérieure et ne tiraille plus par son poids les éléments du cordon.

L'anneau de Richard (du Cantal) agit de la même manière, avec cette différence toutefois, comme résultat, que la pression exercée par l'élasticité du caoutchouc est plus douce et moins dangereuse que celle que produit le métal, qui, serré par une main trop vigoureuse, peut déterminer la mortification des téguments, comme l'a observé une fois Colson.

Les malades que nous avons observés ne s'étant pas plaints de leur affection, nous n'avons pas eu besoin d'employer ces moyens, qui constituent d'ailleurs le traitement palliatif du varicocèle ordinaire.

EXPLICATION DES FIGURES.

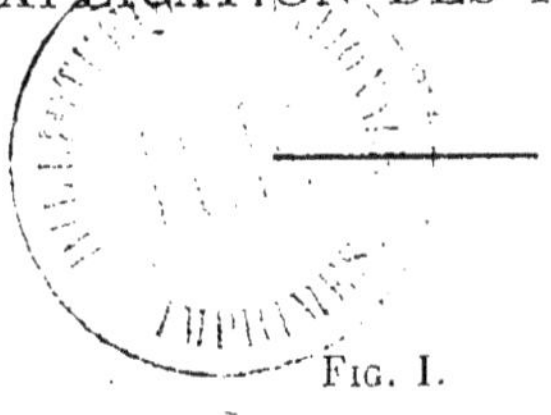

Fɪɢ. I.

a. — Testicule.

b. — Corps de l'épididyme.

c. — Queue de l'épididyme (tumeur).

d. — Tête de l'épididyme.

Fɪɢ.

a. — Coupe de la tumeur.

b. — Canal déférent.

c. — Faisceau spermatique.

A. Parent, imprimeur de la Faculté de Médecine, rue M.-le-Prince, 31

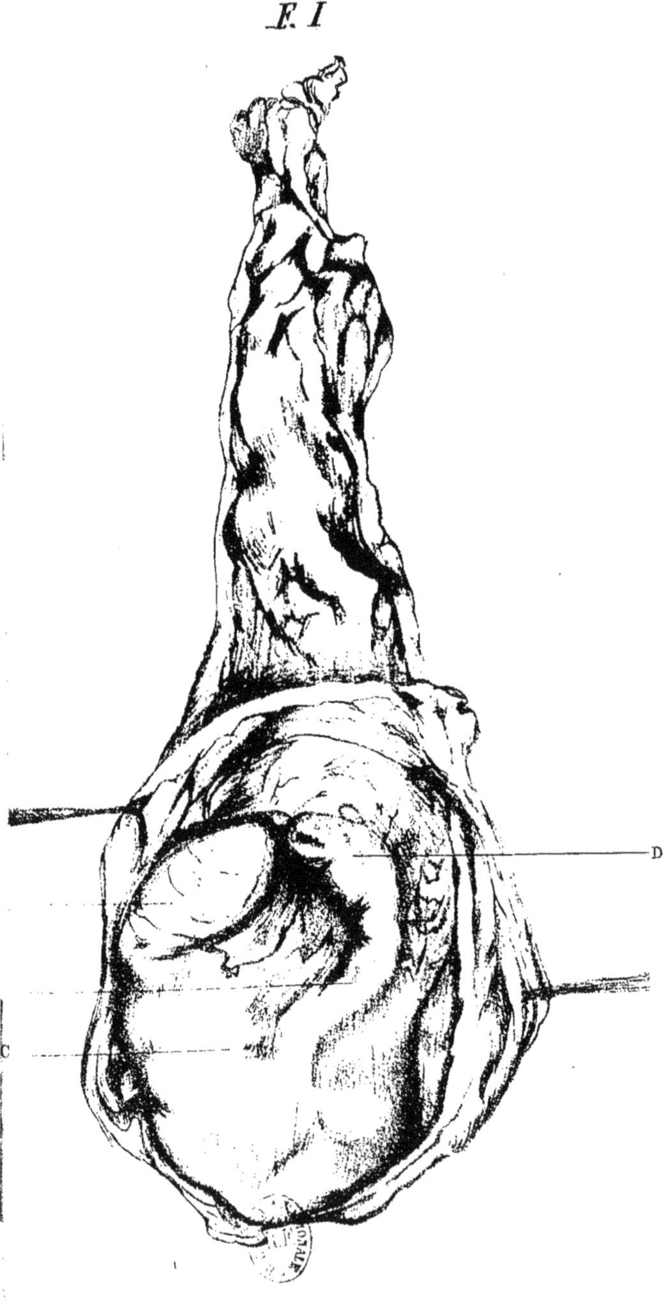
F. I
D
C

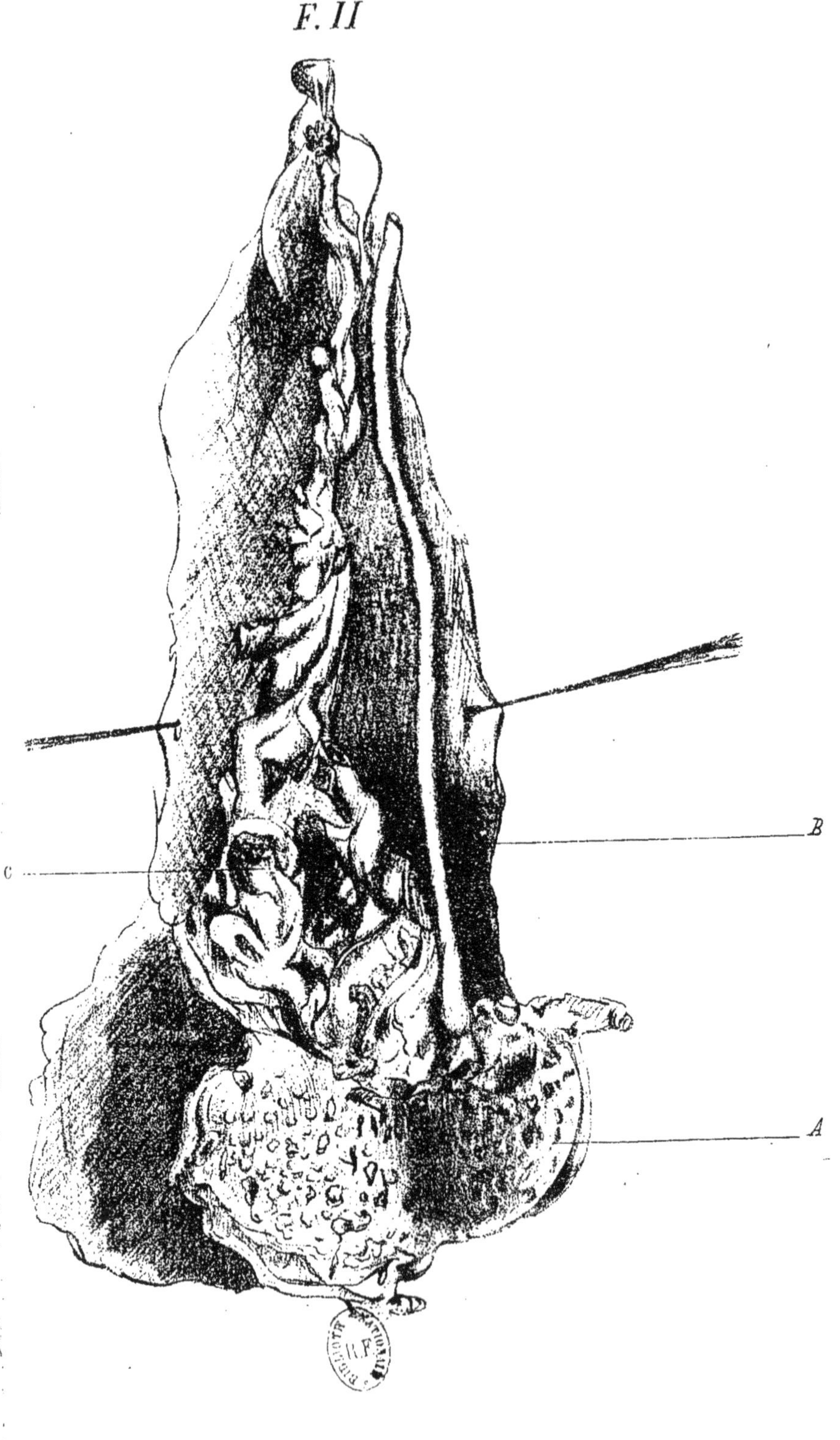

F. II
A
B
c

9 782019 248123